Cany.

OBSERVATIONS

SUR

DIVERS GENRES DE MALADIES.

OBSERVATIONS

SUR

DIVERS GENRES DE MALADIES,

Dont la guérison a été opérée par l'emploi
des Fumigations médicinales, administrées
par les soins de MM. les Docteurs Cany
et Ormières, Médecins, dans leur établissement situé à Toulouse, rue de la
Trinité, n.º 10.

RECUEILLIES

Par M. CANY, Médecin, membre de la Société de
Médecine de Toulouse, associé-correspondant de
plusieurs Sociétés médicales.

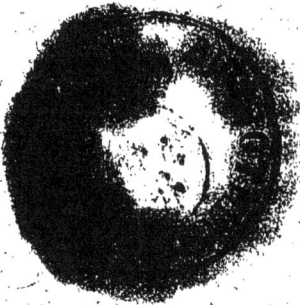

A TOULOUSE,

Dans l'établissement des Fumigations médicinales, rue de
la Trinité, n.º 10.

Et chez Senac, libraire, place Rouaix, n.º 10.

1820.

DE L'IMPRIMERIE DE VEUVE NAVARRE.

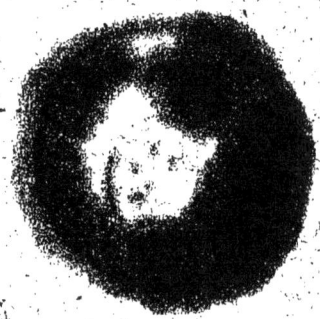

AVANT-PROPOS.

~~~~~~~~~~~~~

Quoique l'utilité des *Fumigations médicinales*, dans le traitement de divers genres de maladies, ait été incontestablement prouvée, soit par les expériences réitérées qui ont été faites par les plus savans médecins de la capitale, soit par les nombreuses observations qui ont été publiées par les médecins chargés de la direction des établissemens consacrés à leur administration, soit enfin par les heureux succès que l'on a obtenus de ce nouveau moyen de guérison dans la grande majorité des hôpitaux de France, où les fumigations sont journellement employées, il s'en faut bien néanmoins que leur efficacité soit encore généralement connue.

Quelque avantageuse que soit une méthode, elle trouve constamment des détracteurs, guidés par l'intérêt, l'ignorance ou l'envie. Mais que peuvent les efforts réunis de la mauvaise foi et d'une ignorante méchanceté, contre une médication sanctionnée par l'expérience de plusieurs années, les cures étonnantes qu'elle a opérées, et le suffrage des médecins du plus haut mérite ? « Quand une méthode » est réellement très-efficace, a dit M. le secrétaire géné- » ral de la société de médecine de Lyon, dans son compte » rendu des travaux de cette compagnie savante, quand » une méthode est réellement très-efficace, elle ne peut » manquer de se propager, malgré les petites résistances » de l'intérêt personnel et les clameurs de l'ignorance. » Telle est la thérapeutique des Bains de vapeurs déjà » adoptés dans la plupart des grandes villes, et dont l'ex- » périence a suffisamment publié les bienfaits. »

Toutefois, nous devons en convenir, les fumigations médicinales n'ont pas toujours produit les résultats qu'on devait en attendre; mais doit-on s'en étonner? Il en est des bains de vapeurs, comme des autres moyens de l'art de guérir : on ne peut espérer d'en retirer des avantages réels, qu'autant que des médecins seulement en dirigent et surveillent l'application, et que les malades se montrent dociles à suivre leurs avis.

Eh! comment, en effet, peut-on compter sur l'efficacité constante des fumigations médicinales, lorsque des hommes totalement étrangers à la science de la médecine, qui ignorent les propriétés des médicamens, à l'action desquels ils ne craignent pas de soumettre les personnes qui se livrent imprudemment à eux, s'en arrogent l'administration, ne voyant en cela qu'un objet de gain? Si, à l'exemple de quelques-uns, dans la crainte de s'affaiblir, on met deux ou trois jours et plus d'intervalle entre chaque bain de vapeurs; si, voulant être guéri dès les premiers jours, et n'éprouvant, après trois ou quatre, qu'un léger amendement, on en abandonne aussitôt l'usage; car il est de l'injustice et de l'inconstance de l'homme d'exiger des miracles des moyens peu coûteux, dont il peut disposer aisément, tandis qu'il use avec persévérance, quelquefois même pendant plusieurs années, le plus souvent sans succès, de ceux qu'il va à grands frais se procurer au loin. Comment, enfin, espérerait-on de mettre un terme à ses maux par l'emploi de ces remèdes, si on vient à la hâte prendre un bain de vapeurs, après s'être livré à des travaux pénibles, à des occupations fatigantes, auxquelles on retourne immédiatement après, quel que soit d'ailleurs l'état de l'atmosphère, et sans prendre aucun soin, aucune précaution? Nous le demandons à tout homme raisonnable, et sur-tout de bonne foi : les fumigations médicinales, ainsi administrées, ont-elles pu, dans tous les cas, être avantageuses, et doit-on être étonné si, dans quelques-unes de ces circonstances, elles ont été suivies de fâcheux accidens?

Il règne parmi le peuple certains préjugés que les ennemis de la médecine par les vapeurs ne manquent pas d'accréditer, et à la faveur desquels ils parviennent à éloigner un grand nombre de malades de l'usage d'un moyen qui pourrait leur rendre promptement la santé. On reproche, par exemple, aux bains de vapeurs de faire suer, d'affaiblir, d'irriter, d'éprouver le corps, d'agir avec trop ou trop peu d'énergie. N'est-ce pas, au lieu de la combattre, faire l'apologie la plus complète de la méthode dont il s'agit, que d'apporter de telles objections? Les bains de vapeurs font suer; eh! sans doute; c'est de tous les moyens connus, celui qui détermine le plus sûrement et le plus promptement cet effet; mais ils ne font suer qu'autant que le médecin le juge nécessaire; car il lui est aussi facile de régler leur action sudorifique, que d'en graduer la température. Or, dans combien de cas la médecine n'a-t-elle pas à solliciter les sueurs? combien de maladies n'a-t-on pas guéries, et ne guérit-on pas tous les jours par d'abondantes transpirations? Les fumigations affaiblissent; eh! lorsque les propriétés vitales sont exaltées dans une partie du corps, si un point de l'économie est enflammé, ne doit-on pas chercher à diminuer les forces, à relâcher, afin de s'opposer aux progrès de l'inflammation, et rétablir l'équilibre? Elles irritent; eh! comment, sans cette vertu, pourraient-elles opérer la guérison des maladies chroniques de la peau, remédier aux faiblesses musculaires, dissiper des engorgemens indolens, déplacer des douleurs, des spasmes nerveux? Ignore-t-on d'ailleurs que le médecin peut à son gré rendre les bains de vapeurs

relâchans, excitans, toniques, calmans, etc. ? Nous ne
nous occuperons pas, à réfuter les autres objections, encore
bien moins spécieuses que celles que nous venons de citer;
il suffit d'y réfléchir un instant, pour en reconnaître
l'absurdité.

Mais ce n'est point par des raisonnemens que nous
voulons détruire les imputations mensongères que l'on
s'est plu à répandre, pour discréditer la médecine par les
vapeurs; c'est avec d'autres armes que nous voulons les
combattre; ce sont des faits que nous allons leur opposer,
et qui prouveront, d'une manière bien plus concluante,
et les éloges que l'on doit accorder aux fumigations médicinales, et la confiance qu'elles méritent à si juste titre.

OBSERVATIONS

DES MALADIES,

Dont la guérison a été opérée par l'emploi des Fumigations médicinales (1).

~~~~~~~~~~~

Première Observation. *Ophtalmie psorique.*

Monsieur l'abbé ***, âgé de dix-huit ans, d'un tempérament lymphatique, éprouvait depuis cinq à six ans de fréquens retours d'une ophtalmie qui attaquait les deux yeux, et qui était accompagnée d'une abondante éruption de boutons à la peau. Cette affection s'était manifestée à la suite d'une gale que le malade avait contractée dans son enfance, et dont il n'avait pas été guéri. M. l'abbé avait été souvent forcé de suspendre ses études, à cause des vives douleurs qu'il ressentait lorsqu'il voulait lire, et depuis quelque temps son sommeil était fréquemment interrompu par des démangeaisons insupportables. M. le docteur Duchos son chirurgien, après avoir vainement

_____

(1) Nous nous dispensons de rapporter les observations de toutes les maladies qui ont été traitées avec succès dans notre établissement ; ce travail eût été trop long, et aurait fini par fatiguer l'attention du lecteur. Nous nous sommes bornés à ne faire mention que de celles qui nous ont paru être les plus intéressantes, soit par leur ancienneté, leur complication, leur nature, ou à cause de l'âge des individus qui en ont été les sujets.

8

employé plusieurs remèdes, nous adressa ce malade, le 22 Décembre 1818, pour lui faire prendre les fumigations sulfureuses. Quatorze seulement ont opéré la cure de cette maladie.

2.ᵉ OBSERVATION. *Rhumatisme aigu, compliqué d'exostoses vénériennes.*

M. de ***, âgé de quarante ans, d'un tempérament nerveux, ressentait depuis huit jours une douleur rhumatismale très-aiguë sur toute l'étendue du membre supérieur droit, qui empêchait les mouvemens de cette extrémité. Le malade était en outre atteint de plusieurs exostoses à la face externe des os pariétaux, survenues à la suite d'une affection vénérienne ancienne qui avait été traitée imparfaitement. M. de *** ayant été envoyé, dans cet état, à notre établissement, le 26 Décembre 1818, par M. DESFONTAINES son chirurgien, pour y recevoir les fumigations, nous fîmes d'abord diriger les vapeurs émollientes sur la partie la plus souffrante; nous leur fîmes succéder ensuite les vapeurs hydro-sulfurées générales, pendant l'usage desquelles le malade fut soumis à un traitement anti-syphilitique intérieur. Par cette heureuse association, la maladie fit des progrès rapides vers sa guérison; après quelques fumigations, les douleurs disparurent, le bras recouvra la faculté de se mouvoir; à la dixième, les exostoses avaient beaucoup diminué; à la vingtième, elles étaient très-peu apparentes; enfin, au trentième bain de vapeurs, il n'en restait plus aucune trace. Rien n'a reparu depuis.

3.ᵉ OBSERVATION. *Dartre squameuse vénérienne.*

M. ***, âgé de trente-cinq ans, d'un tempérament sanguin, portait depuis plusieurs années une dartre squameuse aux bourses et au périnée, pour laquelle il avait déjà pris ailleurs, sans succès, quarante fumigations sulfureuses. Ayant présumé, d'après les renseignemens que nous prîmes avec M. ***, que sa maladie pouvait tenir à un principe vénérien, puisqu'il avait contracté long-temps auparavant une affection syphilitique qui n'avait pas été traitée d'après les règles de l'art, nous lui conseillâmes d'associer un traitement mercuriel intérieur aux vapeurs sulfureuses, afin de détruire en même temps la dartre et la cause qui l'entretenait. Le succès a pleinement confirmé notre attente; M.*** n'a pris que trente-huit fumigations sulfureuses, et sa guérison, obtenue le 25 Février 1819 n'a été suivie d'aucune rechute.

4.e Observation. *Gale ancienne.*

M.lle ***, âgée de vingt-deux ans, d'un tempérament bilieux sanguin, avait eu la gale depuis plusieurs années, et n'en avait pas été guérie, quoiqu'on lui eût fait subir, à cette époque, un traitement approprié. Tous les mois, aux approches de la nouvelle lune, il se montrait à la peau une abondante éruption de boutons, qui, par les vives démangeaisons dont elle était accompagnée, empêchait la malade de goûter aucun repos. Plusieurs remèdes avaient été tour à tour, mais infructueusement, employés, lorsque M. le docteur Froment nous adressa cette demoiselle le 18 Janvier 1819. Vingt-deux fumigations sulfureuses ont opéré sa parfaite guérison.

5.e Observation. *Ulcères atoniques anciens.*

M. ***, âgé de soixante-dix ans, portait depuis fort long-temps un large ulcère atonique à chaque jambe, occupant toute la face antérieure de ces extrémités. Ce vieillard avait successivement employé divers moyens pour la guérison de cette maladie, mais inutilement. Une suppuration très-fétide sortait tous les jours en abondance des surfaces ulcérées, et avait même singulièrement affaibli le malade. M. *** étant venu dans notre établissement le 18 Janvier 1819, d'après les conseils de M. Delpech, nous fîmes diriger des vapeurs sulfureuses sur les parties affectées seulement, lesquelles déterminèrent tour à tour la détersion des ulcères, et leur cicatrisation, qui fut parfaite à la vingt-cinquième fumigation. M. *** jouit depuis d'une bonne santé.

6.ᵉ OBSERVATION. *Gales récentes.*

Un enfant, âgé de trois ans, contracta la gale par l'intermédiaire de sa bonne, et l'on ne s'aperçut de sa maladie qu'après qu'il l'eut communiquée à ses deux autres frères, l'un âgé de six ans, l'autre de neuf. M. *** leur père, ayant consulté M. le docteur CABIRAN son médecin, celui-ci conseilla l'usage des vapeurs sulfureuses le 21 Janvier 1819. La gale céda, chez les deux aînés, à la cinquième fumigation; mais on fut obligé, pour obtenir la guérison du plus jeune, d'en porter le nombre à dix-neuf, vu la difficulté que l'on avait à garder cet enfant dans l'appareil le temps nécessaire.

7.ᵉ OBSERVATION. *Dartres squameuses.*

M. ***, âgé de cinquante ans, d'un tempérament lymphatique, était atteint depuis fort long-temps de dartres squameuses aux deux jambes, accompagnées de très-vives démangeaisons, pour la guérison desquelles il avait vainement essayé une foule de remèdes. M. DUCLOS, son chirurgien, l'ayant envoyé prendre nos fumigations le 11 Mars 1819, nous fîmes exposer les parties affectées, seulement, à l'action des vapeurs sulfureuses, et nous eûmes la satisfaction de voir que cette maladie céda, presqu'à vue d'œil, à l'usage journalier de ce nouveau moyen. M. *** n'a pris que vingt-quatre fumigations.

8.ᵉ OBSERVATION. *Dartres croûteuses générales.*

M. ***, âgé de quatorze ans, d'un tempérament lymphatique, était atteint, depuis sa plus tendre enfance, de larges plaques dartreuses disséminées sur toute la surface du corps, ainsi qu'au visage, desquelles sortait un pus très-épais. Le jeune malade avait suivi plusieurs traitemens appropriés à son état, et même avait pris les eaux minérales de Bagnères de Luchon, pendant plusieurs années, sans en avoir obtenu le fruit qu'on en entendait, lorsqu'enfin M. le docteur VIGUERIE, son chirurgien, conseilla les fumigations sulfureuses le 12 Mars 1819. Après quelques fumigations,

les violentes démangeaisons, auxquelles le malade était en
proie depuis long-temps, se calmèrent, et quelques jours
après ne se firent presque plus sentir. Les croûtes séchèrent
et tombèrent successivement ; ensuite des boutons se décla-
rèrent à la peau, avec un léger prurit, et puis séchèrent,
pour faire place à d'autres qui séchèrent aussi ; enfin, la
peau se nettoya peu à peu, et ne présenta à la fin du traitement aucune trace de la maladie. M. *** a pris quarante
fulmigations sulfureuses.

9.ᵉ Observation. *Gales invétérées.*

M.ᵐᵉ ***, âgée de vingt-deux ans, d'un tempérament lymphatique, avait eu la gale long-temps avant son mariage,
et malgré le traitement qu'on lui avait fait subir, elle
ressentait, sur-tout aux approches de la nouvelle lune, de
vives démangeaisons à la peau, occasionnées par la pré-
sence de quelques boutons. M.ᵐᵉ *** devint enceinte ; et
accoucha à terme d'une fille assez bien portante, qui, trois
mois après sa naissance, commença à dépérir sensiblement
jusqu'au cinquième mois. A cette époque seulement, M. le
docteur Lamarque ayant été consulté, prescrivit à la
mère et à l'enfant l'usage des fumigations appropriées,
après avoir toutefois attentivement examiné le corps de
l'une et de l'autre, qui se trouvaient recouverts d'une abondante éruption de boutons de gale. Lorsque la petite malade
vint à notre établissement, elle était tourmentée par un
prurit qui la privait du sommeil ; ses digestions ne se fai-
saient presque plus ; le lait maternel était rendu par les
selles ou le vomissement dès aussitôt avoir été pris ; la
fièvre hectique s'était déjà emparée d'elle, et l'avait rendue
d'une maigreur extrême. Ce fut dans cet état, le 31 Mars
1819, où elle commença à prendre les bains de vapeurs
hydro-sulfurées. Pendant leur usage, nous observâmes
que le prurit se calma, et cessa totalement ; que les boutons
disparurent, après s'être souvent renouvelés ; que le sommeil revint, et avec lui la fraîcheur, la gaieté, et sur-tout un
embonpoint que l'enfant n'avait jamais eu. La petite recevait
tous les jours deux bains de vapeurs, et au lieu d'en être
affaiblie, sa santé se fortifiait chaque jour davantage ; trente

suffirent à sa guérison. Vingt-cinq fumigations sulfureuses, administrées en même temps à la mère, sans interruption, l'ont aussi délivrée de sa maladie (1).

10.ᵉ Observation. *Rhumatisme ancien.*

M.ᵐᵉ ***, âgée de quarante ans, d'un tempérament lymphatique, était depuis plus d'un mois retenue dans son lit par une affection rhumatismale qui occupait toute l'étendue de l'extrémité inférieure droite, et la partie postérieure des os du bassin. M. Ducasse père, chirurgien de la malade, avait déjà mis en usage tous les moyens usités pour combattre ce rhumatisme, mais toujours inutilement; au contraire, les vésicatoires avaient exaspéré les douleurs, et le membre malade s'était considérablement engorgé à cause de l'irritation qu'ils y avaient fixée. M.ᵐᵉ *** souffrait horriblement au plus léger mouvement; le repos et l'appétit étaient perdus, lorsqu'enfin M. Ducasse lui conseilla de prendre les fumigations le 3 Avril 1819. La malade fut transportée, en chaise à porteurs, dans notre établissement, et portée à bras jusque dans l'appareil. Après la première fumigation hydro-sulfurée, il y eut un mieux sensible; à la quatrième, les vésicatoires ne donnaient plus, et le membre affecté avait beaucoup perdu de son volume. A la huitième, la cuisse et la jambe avaient repris leur grosseur naturelle, les douleurs étaient bien moins vives. A la vingtième fumigation, M.ᵐᵉ ***, se rendit, pour la première fois, à pied, et en se servant de béquilles, à l'établissement. A la trentième, elle ne se servit plus, pour marcher, que d'un simple bâton. Enfin, à la trente-sixième, elle marcha à l'aide seulement du bras de quelqu'un des siens, et bientôt après elle n'eut plus besoin d'aucun soutien. La malade prit vingt-deux fumigations hydro-sulfurées, et dix-sept sulfu-

---

(1) M.ᵐᵉ *** n'a pas cessé d'allaiter son enfant pendant et après l'usage des fumigations, et, quoiqu'elle transpirât assez abondamment à chacune d'elles, la quantité du lait n'en fut point diminuée; au contraire, les vapeurs sulfureuses augmentèrent beaucoup la sécrétion de ce liquide, surtout pendant le temps que la malade était exposée à leur action : alors les seins coulaient par jets. Les physiologistes seuls ne seront point surpris de ce phénomène.

reuses, sans presqu'aucune interruption. Il n'y a point eu de rechute.

11.ᵉ Observation. *Phlegmon qui s'était terminé par induration.*

M.ᵐᵉ de ***, âgée de quarante ans, d'un tempérament nerveux, était atteinte d'un gros phlegmon à l'aisselle droite, qui, après avoir manifesté des signes de suppuration, se termina par induration. La tumeur était de la grosseur d'un œuf de poule, très-dure, d'un rouge foncé, et sans douleur. La malade ayant consulté M. le docteur Cany son médecin, celui-ci lui conseilla l'emploi des fumigations sulfureuses partielles, le 13 Avril 1819. A la troisième fumigation, il se déclara un mouvement intestin dans la tumeur, accompagné de douleur et de chaleur; le ramollissement se fit bientôt apercevoir : alors on suspendit l'usage des fumigations. Après l'ouverture de l'abcès, on favorisa le dégorgement de la partie affectée, en exposant celle-ci à l'action des vapeurs hydro-sulfurées, qui accélérèrent en même temps le travail de la cicatrisation.

12.ᵉ Observation. *Dartres squameuses avec perte blanche.*

M.ᵐᵉ de ***, âgée de vingt-quatre ans, d'un tempérament lymphatique, était atteinte, depuis plusieurs mois, d'une dartre squameuse au périnée et aux parties sexuelles externes, accompagnée d'une perte blanche fort abondante. La malade avait employé plusieurs remèdes, que M. le docteur Dubor lui avait ordonnés, sans en avoir obtenu aucun résultat heureux, lorsque ce médecin lui conseilla l'usage des fumigations sulfureuses le 17 Avril 1819. Pendant l'action de ce remède, les démangeaisons, jusqu'alors très-vives, s'apaisèrent, et cessèrent ensuite totalement; la perte diminua de jour en jour, et bientôt ne se fit plus appercevoir; les organes de la génération reprirent leur état naturel; enfin, la guérison fut parfaite à la vingtième fumigation. M.ᵐᵉ de *** prit les bains de vapeurs jusqu'au-dessus des hanches seulement.

13.ᵉ OBSERVATION. *Dartres squameuses humides.*

M.ˡˡᵉ ***, âgée de vingt ans, d'un tempérament lymphatique, habitante de Toulouse, était depuis plusieurs années tourmentée de dartres squameuses humides à la face, au cou, aux mains, et à d'autres parties du corps. Les sucs d'herbes, le petit lait, le soufre à l'intérieur, et beaucoup d'autres remèdes, avaient été plusieurs fois employés, et toujours en vain ; lorsqu'enfin le malade se décida à venir prendre nos fumigations, dont elle avait entendu faire l'éloge. Le traitement commença le 21 Avril 1819, et fut terminé le 15 Juin même année, jour où il ne restait plus sur la peau aucune trace de la maladie. M.ˡˡᵉ *** avait pris à cette époque quarante fumigations sulfureuses ; néanmoins, elle voulut en porter le nombre à cinquante, afin de consolider sa guérison.

14. OBSERVATION. *Abcès dont la formation a été empêchée.*

M. ***, âgé de trente-cinq ans, d'un tempérament nerveux, est atteint d'une cicatrice qui occupe presque toute l'étendue de la face antérieure du tibia de la jambe droite, sur laquelle il survenait de temps à autre un abcès, qui, après avoir parcouru ses périodes, et rejeté le pus qu'il avait ramassé, se cicatrisait. M. *** ressentait les symptômes précurseurs d'un nouveau dépôt, lorsque, guidé par ses connaissances, il conçut le projet de le faire avorter. Nous ayant fait part et de la maladie et des moyens qu'il voulait lui opposer, nous le fortifiâmes dans ses intentions par nos raisonnemens. A la première fumigation hydro-sulfurée, donnée le 26 Avril 1819, le membre affecté, seul exposé à l'action des vapeurs, transpira abondamment ; M. *** fut notablement soulagé. Enfin, huit fumigations firent avorter l'abcès, qui avait donné des signes non équivoques de sa formation, et peut-être prévenu l'apparition de plusieurs autres, dont celui-ci aurait pu être suivi.

15.ᵉ Observation. *Dartres croûteuses.*

M.ᶫᶫᵉ ***, âgée de trois ans, portait depuis l'âge de six mois de larges plaques dartreuses aux bras, ainsi qu'à la partie supérieure du dos, qui avaient été rebelles à tous les moyens que l'on avait mis en usage pour les guérir. La petite malade était tourmentée, sur-tout pendant la nuit, de vives démageaisons, qu'elle ne pouvait apaiser qu'après avoir entièrement écorché, avec ses ongles, les surfaces affectées. M. le docteur Duclos lui ayant ordonné les fumigations sulfureuses, ce nouveau traitement fut commencé le 19 Mai 1819. Après quelques-uns de ces bains de vapeurs, le prurit fut calmé, et plusieurs croûtes tombèrent. A la vingtième fumigation, les plaques dartreuses étaient dépouillées, et plusieurs d'entre elles s'étaient effacées. A cette époque, les parens ayant omis d'emmailloter les mains de l'enfant, celle-ci se gratta avec tant de force, qu'elle écorcha sa peau encore tendre, et fit renouveler les croûtes, ce qui nécessita encore trente fumigations pour faire arriver la petite malade à sa parfaite guérison.

16.ᵉ Observation. *Dartre pustuleuse.*

M. ***, âgé de quarante ans, d'un tempérament lymphatique, était depuis plusieurs années atteint d'une large dartre pustuleuse à la face dorsale de la main gauche, contre laquelle tous les remèdes que l'on avait employés n'avaient produit aucun heureux effet. M. le docteur Soulages, médecin du malade, ayant conseillé l'usage des fumigations sulfureuses partielles, le 25 Mai 1819, celles-ci ont suffi pour opérer la guérison définitive de cette affection. M. ***, exerçant un état qui expose continuellement ses mains à être salies par des substances qui empêchent la transpiration de ces parties, et rendent la peau très-rude, a dû prendre quarante fumigations.

17.ᵉ Observation. *Douleur rhumatismale.*

M. ***, marchand épicier, rue Saint-Rome, à Toulouse, âgé de quarante ans, d'un tempérament ner-

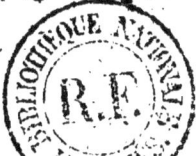

veux, était atteint depuis plusieurs jours d'une vive douleur rhumatismale à l'épaule et au bras droit, qui empêchait le malade de mouvoir ce membre, et lui avait enlevé le sommeil et l'appétit. M. le docteur ORMIÈRES, médecin de M. ***, ayant conseillé les fumigations, celui-ci commença à les recevoir le 7 Juin 1819. Trois bains de vapeurs hydro-sulfurées, auxquelles le membre affecté fut seul exposé, firent cesser totalement la douleur; cependant le nombre en fut porté à six, afin de consolider la guérison.

18.ᵉ Observation. *Rhumatisme goutteux.*

M. ***, artiste au théâtre de Toulouse, âgé de trente-quatre ans, d'un tempérament nerveux, était depuis plusieurs jours atteint d'un rhumatisme goutteux fixé aux articulations du genou et du pied droit, qui gênait considérablement les mouvemens de cette extrémité. Il lui était en outre survenu un engorgement au jarret du membre affecté, de la grosseur d'un œuf de poule, très-dur, et sans changement de couleur à la peau. Les fumigations ayant été conseillées au malade, il se rendit à notre établissement, le 10 Juin 1819, pour y commencer son traitement. Les cinq premières fumigations calmèrent notablement les douleurs, et la tumeur diminua un peu de son volume. A la dixième, les mouvemens des articulations s'exécutèrent librement et sans aucune souffrance; l'engorgement lymphatique égalait tout au plus la grosseur d'un œuf de pigeon; enfin, à la quinzième fumigation, il n'en resta plus aucune trace. M. *** prit d'abord les bains de vapeurs hydro-sulfurées, ensuite sulfureuses. Le membre, seul, a été exposé à l'action de ces remèdes.

19.ᵉ Observation. *Dartres croûteuses générales.*

M. ***, âgé de quarante-cinq ans, d'un tempérament bilieux sanguin, était depuis plus de douze ans atteint de larges croûtes dartreuses disséminées sur toute la surface du corps, ce qui donnait à la peau un aspect hideux. Le malade était en proie à un prurit que rien ne pouvait cal-

-mer, et qui le portait, toutes les nuits, à déchirer sa peau avec ses ongles. Vainement on avait employé une foule de remèdes pour obtenir la guérison de cette affreuse maladie, tout avait été infructueux. MM. les docteurs LAMARQUE et LARRÉY (Auguste) ayant été consultés, envoyèrent le malade prendre les fumigations sulfureuses, le 10 Juin 1819, comme le seul remède qu'ils pensaient pouvoir opposer à cette cruelle affection. Leur attente n'a pas été trompée; trente fumigations sulfureuses, seulement, administrées sans interruption, ont suffi pour faire disparaître l'affection herpétique, et redonner à la peau le poli qu'elle avait perdu depuis si long-temps. Il n'y a point eu de rechute.

20.ᵉ OBSERVATION. *Rhumatisme goutteux général.*

M. ***, régisseur du théâtre à Toulouse, âgé de quarante-cinq ans, d'un tempérament nerveux, ressentait, pour la quatrième fois, les atteintes d'un rhumatisme goutteux général, qui avait principalement affecté les articulations des deux mains. Le malade laissait involontairement tomber les objets qu'il tenait dans ses doigts, et éprouvait beaucoup de difficultés à fermer la main. Ce fut dans cet état qu'il vint, d'après les conseils de son médecin, prendre nos fumigations le 16 Juillet 1819. Au huitième bain de vapeurs hydro-sulfurées, les douleurs avaient totalement cessé, et M. *** nous serra la main avec assez de force. Cependant nous jugeâmes de lui faire prendre encore huit fumigations, afin de fortifier les articulations. La cure ne s'est point démentie.

21.ᵉ OBSERVATION. *Courbature.*

M. ***, major à Toulouse, prit, dans la journée du 30 Juillet 1819, une courbature, qui n'acheva de se déclarer que pendant la nuit suivante. Le matin, les douleurs étaient très-vives, le malaise considérable; la fièvre était survenue, et la peau n'était point disposée à transpirer. Docile à suivre les conseils de son chirurgien-major, M. *** sort de son lit, et se rend, avec beaucoup de souffrances, à notre établissement, où nous lui fîmes administrer de

suite un bain de vapeurs hydro-sulfurées. Le malade
sua beaucoup dans l'appareil et dans le lit de repos, et
fut débarrassé sur le champ de sa maladie.

22.ᵉ Observation. *Taches épathiques.*

M. ***, âgé de trente-quatre ans, d'un tempérament
bilieux sanguin, avait depuis plusieurs années sa peau
parsemée de larges taches jaunâtres, contre lesquelles divers
dépuratifs avaient été infructueusement employés. Le
malade ayant consulté M. le docteur Larrey (Alexis),
ce médecin lui indiqua les fumigations sulfureuses, le 31
Juilllet 1819, comme le moyen le plus prompt qu'il eût
à employer pour se guérir. Seize de ces bains de vapeurs
ont suffi pour rendre à la peau sa couleur naturelle.

23.ᵉ Observation. *Goutte.*

M. ***, négociant, habitant de Grenade (Haute-
Garonne), âgé de quarante-cinq ans, se trouvait à Toulouse, lorsqu'il fut pris d'un accès de goutte au genou
droit, maladie qu'il avait souvent ressentie, et qui lui
faisait, à chaque retour, garder le lit ou la chambre pendant un et même deux mois. Ayant appris que les fumigations médicinales avaient dissipé plusieurs attaques de
goutte, il vint à notre établissement, le 23 Septembre
1819, pour nous consulter. Six bains de vapeurs hydro-
sulfurées, du membre affecté seulement, suffirent pour
dissiper l'accès. La sueur fut abondante toutes les fois.
Le malade monta à cheval le lendemain de la dernière
fumigation, pour s'en retourner chez lui.

24.ᵉ Observation. *Ulcères syphilitiques.*

M. de ***, Espagnol, âgé de trente-huit ans, d'un tempérament bilieux, était depuis huit ans atteint d'un engorgement œdemateux à la jambe gauche, survenu à la suite
d'une fièvre maligne, où il se formait de temps à autre des
pustules qui, après s'être converties en ulcères, restaient
stationnaires, ou disparaissaient insensiblement pour faire

place à de nouvelles pustules. M. de *** n'avait rien épargné pour se procurer la guérison de sa maladie, et avait subi divers traitemens, sous les yeux de plusieurs médecins, soit à Madrid, à Carthagène ou à Barcelonne, et toujours infructueusement. Toutefois, ne désespérant point des lumières de la médecine, M. de *** se rendit à Toulouse le 24 Octobre 1819, dans l'intention de s'y faire soigner. M. le docteur CANY étant le médecin auquel il donna sa confiance, celui-ci explora attentivement le membre; voici l'état dans lequel il lui fut présenté. Dix à douze ulcères, les uns superficiels, les autres profonds, d'inégale grandeur, ronds, à bords renversés, d'un aspect livide, rendant une sérosité brunâtre, étaient disséminés sur la surface de la jambe; douleur gravative dans toute l'étendue du membre, dont le volume était beaucoup plus considérable que celui du côté opposé, à cause de l'infiltration de la sérosité; peau de cette partie d'une couleur cramoisi. Claudication. Réfléchissant sur l'inefficacité des traitemens que l'on avait opposés à cette maladie, considérant en même temps la forme et la figure des ulcères, M. le docteur CANY fit divers interrogatoires au malade, et apprit que celui-ci avait eu, il y avait quinze à seize ans, des symptômes de la maladie vénérienne, pour la guérison de laquelle M. de *** n'avait presque rien fait. Éclairé par cet aveu, le médecin crut devoir conseiller l'usage intérieur des mercuriaux et des sudorifiques réunis, et associer à ces remèdes l'exposition journalière de la partie affectée à l'action des vapeurs sulfureuses. Ce traitement combiné a été couronné du succès : le malade est reparti entièrement guéri, pour son pays, le 20 Décembre 1819, après avoir pris quarante-cinq fumigations.

25.° OBSERVATION. *Douleur à l'articulation du genou.*

M. le comte ***, âgé de quarante-cinq ans, d'un tempérament bilieux sanguin, éprouvait depuis plusieurs jours une douleur très-vive à la partie interne de l'articulation du genou droit, précisément au-dessous d'une cicatrice profonde et adhérente, résultat d'un coup de feu que M. le comte avait reçu aux armées. Le malade marchait avec beaucoup de difficulté, et souffrait considérablement. M. CAYREL, son chirurgien, n'ayant pu lui procurer du soulagement par les divers moyens qu'il avait mis en usage, décida M. le comte *** à venir prendre nos bains de vapeurs le 21 Novembre 1819. Treize fumigations hydro-sulfureuses, ou avec le benjoin, tantôt de jambe, tantôt jusqu'au-dessus des hanches, firent cesser la douleur, et redonnèrent à l'articulation la liberté de ses mouvemens.

26.ᵉ OBSERVATION. *Douleur épigastrique.*

M. de ***, âgé de quarante-cinq ans, d'un tempérament bilieux sanguin, éprouvait depuis plusieurs jours une douleur fixe au creux de l'estomac, qui lui faisait rejeter, par le vomissement, les alimens qu'il venait de prendre. Le malade était en proie à des angoisses très-souffrantes, lorsqu'il se rendit à notre établissement, le 10 Décembre 1819, pour y recevoir les fumigations sulfureuses, dont il s'était bien trouvé à Paris dans un cas semblable. A la première, il y eut un mieux sensible, et le vomissement n'eut pas lieu ; à la deuxième, la digestion se fit sans douleurs ; enfin, à la troisième, M. de *** ne ressentit plus rien, et digéra parfaitement bien.

27.ᵉ OBSERVATION. *Hystérie.*

M.ᵐᵉ ***, âgée de quarante ans, d'un tempérament nerveux, veuve depuis quatre ans, éprouva, environ deux ans après la mort de son époux, une affection hystérique, dont les accès étaient devenus très-fréquens. On avait inutilement employé les remèdes utiles pour combattre cette maladie, lorsque M.ᵐᵉ *** vint à notre établissement, le 12 Décembre 1819, pour y prendre les fumigations générales avec l'assa fœtida, d'après les conseils de son médecin. Douze de ces fumigations firent dissiper les accès. Il n'y a point eu d'autre attaque depuis cette époque.

28. OBSERVATION. *Dépôts laiteux.*

M.ᵐᵉ ***, âgée de vingt-cinq ans, d'un tempérament

lymphatique, était, depuis la mort de son enfant, arrivée trois mois après l'accouchement, atteinte de plusieurs dépôts laiteux qui s'étaient ouverts sur différentes parties du sein, lesquels ne cessaient de couler, avec assez d'abondance, une humeur séreuse et blanchâtre que divers anti-laiteux successivement employés n'avaient pu tarir. Mme *** étant venue à notre établissement, d'après les conseils de M. le docteur Duclos, pour y prendre les bains de vapeurs aromatiques le 15 Décembre 1819, ne tarda pas à ressentir les heureux effets de cette méthode. Huit de ces fumigations amenèrent la suppression graduée de ces écoulemens, et ensuite la cicatrisation des ulcères. Mme *** sua beaucoup pendant l'usage de ces remèdes.

29e. Observation. *Affection nerveuse.*

M. ***, homme de lettres, âgé de trente-cinq ans, d'un tempérament nerveux, était tourmenté depuis long-temps de douleurs vagues dans tout son corps, que le travail du cabinet exaspéraient, et qui étaient accompagnées de crampes dans les membres. M. le docteur Larrey (Alexis), ayant conseillé à ce malade l'usage des fumigations aromatiques, M. *** se rendit à notre établissement, le 17 Décembre 1819, pour y commencer son traitement. Seize bains, préparés avec les vapeurs du benjoin, rendirent au système nerveux sa force naturelle, et dissipèrent la maladie.

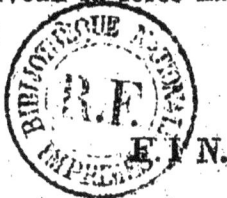

FIN.